Tc 49/20

RAPPORT

FAIT

AU CONSEIL DE SALUBRITÉ,

INSTITUÉ PRÈS

LA COMPAGNIE D'EXPLOITATION ET DE COLONISATION

DES LANDES DE BORDEAUX,

SUR L'ÉTAT SANITAIRE ET LES MOYENS D'ASSAINISSEMENT DE CETTE PARTIE DE LA FRANCE, etc.,

Par P. JOLLY, D. M. P.

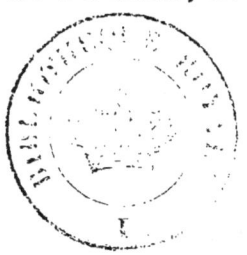

MEMBRES DU CONSEIL DE SALUBRITÉ.

SECTION CENTRALE.

(*A Paris.*)

MM.   MÉDECINS :

1° Cruveilhier (✱), *professeur à la faculté de médecine.*
2° De Lens (✱), *membre de l'académie royale de médecine.*
3° Deslandes, *docteur en médecine.*
4° Jolly (✱), *docteur en médecine*, secrétaire.
5° Mêlier (✱), *docteur en médecine.*
6° Orfila (✱), *doyen de la faculté de médecine*, président.
7° Parent du Chatelet (✱), *docteur en médecine.*
8° Rayer (✱), *membre de l'académie royale de médecine.*
9° Roche, *membre de la même académie.*

MM.   CHIMISTES :

10° Darcet (✱), *membre de l'institut, du conseil-général des manufactures et du conseil de salubrité de la préfecture de la Seine.*
11° Lecanu, *professeur à l'école de pharmacie, et membre du même conseil.*
12° Pelletier (✱), *idem.*

DEUXIÈME SECTION.

(*A Bordeaux.*)

MM.

Dubreuil, *docteur en médecine.*
Gintrac, *idem.*
Dubedat, *chimiste.*

MÉDECIN SÉDENTAIRE DE LA COMPAGNIE, A LA TESTE :

M. Lalesque *fils.*

RAPPORT

FAIT

AU CONSEIL DE SALUBRITÉ,

INSTITUÉ PRÈS

LA COMPAGNIE D'EXPLOITATION ET DE COLONISATION

DES LANDES DE BORDEAUX,

SUR L'ÉTAT SANITAIRE ET LES MOYENS D'ASSAINISSEMENT DE CETTE PARTIE DE LA FRANCE, etc.,

Par P. JOLLY, D. M. P.

Messieurs,

En méditant le projet d'Exploitation et de Colonisation des Landes de Bordeaux, l'administration de cette grande entreprise n'avait point oublié que la première condition de colonisation à introduire dans un pays insalubre, est l'assainissement de ce pays. Institué dans cette pensée toute philantropique, le Conseil de Salubrité, qu'elle a appelé à l'éclairer sur les diverses questions qui pouvaient intéresser un si important objet, a compris lui-même toute la gravité de sa mission, et non content de s'être entouré de tous les renseignemens qu'il a pu recueillir à cet effet, il a voulu s'éclairer par lui-même, et asseoir son jugement et ses délibérations sur des documens officiels, procédant en quelque sorte du fait même de son institution.

C'est dans ce but qu'il a délégué l'un de ses membres sur les lieux que la Compagnie se propose de coloniser, pour y recueillir les faits les plus propres à fixer son opinion sur les diverses matières qui composent le programme de ses travaux.

Appelé à l'honneur de remplir cette tâche, je ne m'en suis dissimulé ni l'importance ni les difficultés; les questions qu'elle comporte sont à la fois si nombreuses, si élevées, si complexes, que je n'ai pu, sans une juste défiance, les aborder. Toutefois, Messieurs, et j'ai hâte de le dire, il ne m'aura manqué, pour l'accomplir, ni le bienveillant appui de l'autorité supérieure, ni l'obligeance empressée de l'administration locale, ni le concours officieux de toutes les personnes dont j'ai eu besoin d'invoquer le témoignage ou l'expérience (1); et si la mission dont j'ai à vous rendre compte ne porte pas tous les fruits que vous pouviez en espérer, vous n'en accuserez que votre rapporteur : mais après avoir reçu de vous un si haut témoignage de confiance, il a pensé qu'il ne réclamerait en vain ni votre indulgence, ni l'appui de vos lumières.

Pour remplir les intentions du Conseil, je n'avais à aller chercher ni des théories, ni des opinions, mais bien des faits et des preuves capables de l'éclairer sur les causes d'insalubrité et sur les moyens d'assainissement du pays, sur les mesures sanitaires que doivent réclamer les travaux de canalisation, sur les avantages que les arts, l'agriculture, et la médecine, en particulier, peuvent espérer de son exploitation. Tels étaient, en effet, les principaux chefs de travaux que vous aviez arrêtés dans votre programme, sur lesquels devaient par cela même porter mes recherches, et que je suivrai également dans la relation des faits que je vais avoir l'honneur de soumettre à votre examen.

Quelques mots sur le *Sol* des Landes, considéré d'une manière générale, m'ont paru nécessaires à l'appréciation de ces faits et à l'intelligence des détails qu'ils comportent.

Les Landes de Bordeaux s'étendent de la Gironde à l'Adour, entre le sud et le nord, se confondent, à l'est, avec les fertiles plaines d'Aire et de Villeneuve-de-Marsan, et ne finissent, vers l'ouest, qu'à la mer de Biscaye ou l'Océan. Elles occupent, dans cette délimitation, une étendue de plus de 700 lieues carrées; un quart, tout au plus, a été mis en culture de vignes, de céréales ou de bois; c'est principalement, au nord, le Médoc, dont on connaît assez l'abondante fertilité et les riches produits; à l'ouest, et sur la ligne de l'Océan, quelques parties cultivées et d'antiques forêts le plus souvent abandonnées et inaccessibles à la main de l'homme.

Tout le reste, bien que présentant la même nature de sol, n'offre trop fréquemment que des plaines incultes et ayant l'aspect des plus tristes déserts. On n'y aperçoit que de loin à loin, à des distances de 6, 8 et 10 lieues, des habitations isolées ou groupées en très-petit nombre, mais toujours environnées de jardins, de vignes ou autres cultures dont la force de végétation contraste avec la nudité des plaines voisines, et qui semblent au moins avertir que le sol des Landes n'attend, pour être fertilisé, que les efforts de l'industrie et l'intervention du pouvoir.

Les Landes représentent un vaste plateau ayant deux revers, l'un oriental, qui verse ses eaux dans la Garonne, l'autre occidental, qui les dirige vers l'Océan, dont il est séparé par une chaîne de collines qui en bordent le rivage et opposent, en même tems, à l'écoulement des eaux de la plaine, une digue insurmontable; de là en partie cette suite d'étangs et de lacs qui longent le pied des dunes dans une étendue de plus de douze lieues, et dont sept environ se trouvent sur la ligne même que doit parcourir le canal projeté.

Le point de partage, ou la crête des deux versans, s'élève d'environ 80 mètres au dessus du niveau de l'Océan; mais la double pente, s'effectuant sur une surface de plus de 25 lieues de large, lui donne une apparence d'horizontalité parfaite. C'est dans la partie occidentale que se trouve comprise toute la portion du territoire des Landes que possède la Compagnie, et qui s'élève aujourd'hui à plus de 100,000 arpens. Ce qui la distingue surtout de la première, c'est le voisinage de l'Océan, qui la borde à l'Ouest; ce sont les étangs qui la traversent sur une grande partie de son étendue; ce sont surtout les immenses forêts qui couvrent une partie de son sol, et les minerais abondans qui l'enrichissent sur tous les points; circonstances qui en font, à la fois, la région la plus végétative, la plus précieuse, mais aussi la plus humide, la plus malsaine de la contrée, celle, par conséquent, qui méritait le plus la sollicitude de la Compagnie et l'intérêt du Gouvernement.

Considéré sous le rapport géologique et dans l'ordre de superposition des couches qui le constituent, le sol des Landes présente une première couche alluviene essentiellement et presque universellement aréneuse, dont l'épaisseur varie entre 40 et 60 centimètres; toutes les dunes que l'Océan vomit sur les rivages de cette contrée en monticules plus ou moins élevés, et qui occupent une étendue de 150,375 arpens, sont d'un sable purement quartzeux ou siliceux, contenant à peine quelques atomes de mica et quelques grains de fer attirable (2).

Presque toute la portion des Landes, voisine de la crête qui sépare les deux versans, offre de même un sable aussi pur, aussi mobile que celui des Dunes, bien que combiné à quelques détritus d'ajoncs et de bruyères.

A mesure que l'on se rapproche des dernières rampes du plateau ou des étangs, le sol, quoique toujours aréneux, devient plus consistant, plus argileux et plus foncé. Mais *partout*, il est susceptible de fertilisation, et quand je dis partout, je n'admets aucune exception. Partout, en effet, les ajoncs, les bruyères, le chêne, le pin, y croissent spontanément et avec un développement extraordinaire; partout où l'on a essayé de le cultiver, il s'est montré d'une fertilité surprenante; partout où le simple hasard y a déposé quelque graine, elle a été aussitôt fécondée. Souvent c'est au milieu d'une plaine déserte qu'on aperçoit une vigne, un champ de blé, ou toute autre culture en pleine végétation. Tel est le jardin que M. Jaumard, propriétaire à Gujan, a eu l'idée de créer dernièrement au milieu de la Lande la plus aride, et qu'il peut montrer aujourd'hui comme un exemple de fertilité que nous chercherions vainement dans les terres les mieux cultivées des environs de Paris. Telle est la belle propriété dite la *Croix de Hins*, qu'une main industrielle a su également fertiliser en peu d'années au milieu de cette plaine de déserts. Tel est, enfin, ce clos de *Haut-Brion*, si renommé, si riche, qui n'en est séparé que par un mur. Ainsi donc, partout, le sol des Landes est susceptible de culture et de fertilisation, et, je le répète à dessein, comme un fait qui n'intéresse pas seulement la fortune du pays, mais encore l'hygiène publique; car, si l'agriculture est une première source de richesse nationale, la richesse nationale est, à son tour, une première condition de santé publique.

Toutefois, il est une condition importante de culture d'où dépend surtout la fertilité des Landes, et que l'on n'a pas su jusqu'à présent faire tourner au profit de cette contrée. C'est d'adapter le genre de semis aux nuances ou variétés de terrain qu'on y trouve ; c'est de tenir compte des différences de configuration ou de niveau du sol, de l'ordre de superposition des diverses couches qui le constituent. Cette assertion n'est pas seulement une conséquence rigoureuse des faits qui précèdent, mais encore des rapports géologiques qui existent entre les couches plus profondes du sol (3).

Immédiatement au dessous de la couche superficielle ou alluvienne, et dans la plus grande partie des Landes, existe une roche sablo-ferrugineuse, de couleur jaune-brun, située à environ 60 centimètres de profondeur, dont l'épaisseur varie entre 10 et 20 centimètres. Cette roche, connue dans le pays sous le nom d'*Alios*, est, par son extrême densité, impénétrable à l'eau ainsi qu'aux racines pivotantes des grands arbres, et devient ainsi une cause fréquente et permanente de marais, en même tems qu'un puissant obstacle au développement des arbres de haute futaie (4).

Il n'y a jamais qu'une couche d'alios qui suit ordinairement les accidens du sol ; mais elle varie beaucoup dans sa densité. Très-souvent elle est friable entre les doigts, ou se désagrège au simple contact de l'air, et serait facilement détruite par un perforateur à percussion. Plus rarement, sa dureté est celle d'un ciment ferrugineux que l'on emploie aux constructions rurales. Elle est composée de carbonate de fer, d'oxide de fer et de silice.

L'alios sert, pour ainsi dire, de chapeau à l'argile que l'on trouve assez souvent dans le sol intérieur du pays, surtout au voisinage des marais ; elle alterne fréquemment avec des sables, tantôt purs, tantôt mêlés de lignites, et pourrait servir à la fabrication de la tuile, de la brique, des creusets, etc. (5).

On trouve, en outre, et en quantité considérable, dans l'intérieur du sol des Landes, des gîtes de minerai de fer qui peuvent encore devenir une des principales sources de richesse et de prospérité du pays. Tantôt il s'offre sous la forme pulvérulente, et colore les terres qui l'avoisinent d'une teinte jaunâtre plus ou moins foncée; d'autre fois, il est en bloc ou en masses à l'état d'oxide, presque pur, dans des filons que l'on découvre à deux ou trois pieds de la surface du sol (6).

Une grande partie des régions paludeuses des Landes repose sur des bancs de tourbe d'autant plus pure qu'ils occupent les régions les plus inférieures. Ils sont de deux sortes ; tantôt herbacés, ce sont ceux que l'on rencontre ordinairement dans les marais de la partie la plus déclive du versant occidental, à Saint-Paul, à Pontens; tantôt ligneux et s'offrant sous formes de troncs ou de branches, plus ou moins volumineux, dans la profondeur des marais, aux bords de l'Océan, au bas des dunes, et principalement dans les laisses du bassin d'Arcachon, des étangs de Cazau, de Parentis et de Mimizan.

Du reste, il n'y a pas eu, que nous sachions, de sondage proprement dit dans cette partie des Landes. Le hasard seul, fourni par les carrières ou les escarpemens naturels, a découvert jusqu'à ce jour les immenses ressources qu'elle offre aux arts, à l'industrie et au commerce. Quelques recherches pleines d'intérêt, que M. Jouannet, de Bordeaux, a faites sur les terrains tertiaires du versant oriental, et qu'il a eu l'obligeance de me faire connaître, prouvent assez tout le fruit que l'on pourrait tirer de ce genre d'étude appliquée à la partie des Landes qui nous occupe. Il n'y a même eu aucune tentative de forages artésiens, qui seraient d'autant plus nécessaires que les eaux dont on fait un usage habituel dans le pays, sont généralement mauvaises.

Presque partout, en effet, les *Eaux* des Landes sont le produit d'infiltrations des étangs voisins, des marais ou des eaux pluviales, plutôt que celui de sources éloignées. Je n'ai pas vu de puits qui eût plus de 3 à 4 pieds de profondeur. Leurs eaux sont généralement colorées en jaune d'ambre; elles ont quelquefois une odeur et une saveur désagréables, quand, ce qui arrive très-fréquemment, elles sont puisées dans un sol paludeux. Elles sont d'ailleurs soumises à toutes les variations de température extérieure par le seul fait du lit superficiel qu'elles occupent; ce qui fait que, pendant la saison de l'été, les habitans sont toujours condamnés à boire de l'eau tiède, dont vous connaissez les effets débilitans, et qu'il serait facile de rafraîchir avec des *alcarazas* (7).

Toutefois, ces eaux sont très-peu et très-rarement séléniteuses; les seuls sels qu'on y a découverts sont une très-faible quantité d'hydrochlorate et de sulfate de chaux, et l'on ne s'en étonnera pas quand on se rappellera que le sol des Landes, qui est un sol d'alluvion, ne contient pas de pierre calcaire. Tout porte à croire même que ces eaux doivent leur couleur plus ou moins foncée à la décomposition des matières végétales et animales combinées avec le sol, plutôt qu'à la présence de principes minéraux. Du moins, l'analyse faite par MM. Lalesque, médecin, et Herbeau, pharmacien de la Compagnie à la Teste, et répétée par M. Lecanu, membre du Conseil de Salubrité de cette Compagnie, n'y a découvert que des proportions très-faibles, sinon douteuses de fer; proportions qui, dans tous les cas, ne peuvent nullement suffire pour expliquer leur degré de coloration (8).

Il importait surtout de déterminer les élémens chimiques de l'eau commune des étangs de Cazau, Parentis et Mimizan, d'où proviennent les eaux dont on fait un usage habituel sur toute cette région des Landes. M. Lecanu, qui a bien voulu se charger de cette analyse, et qui l'a faite avec toute l'exactitude dont il est susceptible, a trouvé ces eaux absolument exemptes d'acide sulfurique libre et combiné; elles contiennent seulement quelque peu de chaux et d'acide hydrochlorique. Elles réunissent d'ailleurs toutes les conditions voulues de potabilité. Elles cuisent très-bien les légumes sans les durcir ; elles dissolvent le savon sans qu'il se caillebotte, et il a suffi, pour les rendre très-pures et très-limpides, de les filtrer à travers une couche de charbon. Ce serait donc rendre un véritable service au pays que d'y introduire, pour les usages domestiques, des filtres de cette nature, ou d'alun, comme l'a proposé M. Darcet, pour la clarification de l'eau de la Seine, si surtout il devenait impossible d'y établir des puits artésiens (9). Mais nous avons, au contraire, recueilli sur les lieux les raisons et les documens les plus propres à faire pressentir la possibilité de leur exécution. Les environs de Bordeaux, notamment Cauderan, Béchevelle, Peujard et autres endroits dont le sol offre partout le même niveau, les mêmes accidens, la plus grande analogie de configuration et souvent une identité parfaite de composition géologique avec celui que nous avons parcouru, ont leurs puits artésiens dont le forage n'a pas excédé 175 pieds de profondeur. Ajouterai-je à cela que l'on a lieu de croire que l'étang de Cazau est alimenté et maintenu à un niveau de 54 pieds au dessus de celui du bassin d'Arcachon, par des courans d'eaux souterraines qui dérivent des Pyrénées.

Les forages artésiens ne seraient pas seulement un bienfait pour le pays, en donnant à sa population une eau pure et fraîche qui lui manque ; ils deviendraient également un moyen précieux d'écoulement des eaux stagnantes et de desséchement des marais sur plusieurs points (10).

Etudié plus spécialement sous le rapport sanitaire, objet principal de nos recherches, le sol des Landes offre de puissantes causes d'insalubrité qui devaient mériter toute l'attention du conseil et toute la sollicitude de l'administration. Une grande partie du versant occidental, celle que nous avons eu à explorer comme la plus malsaine, la plus voisine du trajet que doit parcourir le canal projeté, est occupée par des marais qui ne sont pas seulement perdus pour l'agriculture, mais qui répandent habituellement, surtout à la fin de l'été et au commencement de l'automne, les émanations les plus infectes; émanations d'autant plus funestes, qu'elles suivent la ligne des habitations qui se trouvent concentrées vers les points les plus déclives du versant. De là, sans doute, ces épidémies de fièvres intermittentes qui s'y renouvellent régulièrement chaque année, à l'automne, et qui, parfois, n'exceptent qu'un très-petit nombre d'individus. De là, aussi, ces affections glandulaires, chlorotiques, vermineuses, cachectiques, et surtout ces engorgemens du foie et de la rate, qui y sont pour ainsi dire endémiques, principalement chez les enfans. J'ai exploré l'abdomen de plusieurs qui m'ont été présentés, et j'ai été étonné de l'énorme développement de ces deux organes. J'ajouterai dans un instant, comme causes également capables de perpétuer ces diverses affections, la manière dont les habitans ont coutume de se nourrir, de se loger, de se vêtir, etc. Parcourons d'abord la ligne que nous avons observée comme offrant des causes locales d'insalubrité, et comme réclamant plus spécialement des moyens d'assainissement.

La Teste, qui en est le point de départ, et pour ainsi dire la capitale, bien que placée dans des circonstances hygiéniques moins défavorables que le reste de cette contrée, offre plusieurs points marécageux qui ne sont pas sans influence sur la santé de ses habitans. On y voit, à l'Ouest et au Nord-Ouest, une plaine de prés salés presque de niveau avec le sol des premières maisons de la Teste, et qui n'est guère élevée que de 3 à 4 pieds au dessus du bassin d'Arcachon. Toute cette plaine, dont le sol est composé, en grande partie, d'argile, que l'eau du bassin couvre et découvre alternativement dans la haute et la basse mer, et qui est entièrement perdue pour la culture, n'est pas l'une des moindres causes de l'insalubrité du pays, et serait facilement transformée en excellens pâturages par des endiguemens pratiqués sur toute la ligne d'où elle reçoit ses eaux.

D'autres marais, formés principalement par le séjour des eaux pluviales, à l'ouest et au sud-est de la Teste, et auxquels il faut principalement rapporter les fièvres intermittentes que l'on y observe, chaque année, en raison des vents qui dirigent de ce côté les effluves, seront facilement desséchés par l'ouverture du canal qui les traversera en grande partie, et, au besoin, par des tranchées perpendiculaires à ce canal.

La commune, d'autres disent la ville de La Teste, est coupée par des chemins fangeux qui ne laissent pas de répandre aussi des exhalaisons malfaisantes, auxquelles nous n'avons trouvé d'autre remède que le pavage ou au moins l'élévation et le ferrage des rues.

A environ 4 lieues de la Teste, distance qu'il faut parcourir pour rencontrer une seule habitation, se trouve le village de Cazau, qui fut long-tems une dépendance de La Teste. Il est de même environné, à l'Est, au Sud-Est et à l'Ouest, de marais extrêmement étendus, mais presque tous situés au voisinage de l'étang de Cazau, et qui seront nécessairement et immédiatement desséchés par le canal.

Le village de Sanguinet, qui est à environ 6 lieues du précédent, partage avec lui, et peut-être à un plus haut degré, la fâcheuse influence des effluves marécageuses qui l'environnent de toutes parts. Une population chétive et malingre, une mortalité proportionnellement plus considérable que dans les autres villages de la contrée, en sont les tristes effets. Mais nul doute que l'abaissement du niveau des étangs, par suite de l'ouverture du canal, n'ait encore pour résultat d'opérer le desséchement de la plus grande partie de ces marais, et d'atténuer, sinon de détruire complètement cette cause d'insalubrité.

Toutefois, il pourrait devenir indispensable de dessécher partiellement deux bas-fonds qui se trouvent à l'ouest de l'église par une communication entre ce point et l'étang de Cazau; et, quand j'ai parlé de forages artésiens comme moyen d'écoulement et de perte des eaux stagnantes, j'ai également pensé qu'on pourrait utiliser ce moyen dans le cas dont il s'agit.

La distance qui sépare Sanguinet de Biscarosse est, comme le reste de cette partie des Landes, partagée en marais, en Landes incultes, en pignadas (forêts de pins), et quelques portions de terres labourées. Presque tous les terrains qui avoisinent Biscarosse, ainsi que le canal qui réunit l'étang de ce nom avec celui de Cazau, sont également marécageux et seront également desséchés par l'ouverture du nouveau canal. Je n'en excepte pas une anse de terrain toute couverte de marais flottans, formée par une longue chaîne de pins et le rivage ouest du canal de communication des deux étangs, laquelle participera de même aux bienfaits du desséchement.

Il existe entre Biscarosse et Parentis, dans une étendue de plusieurs lieues, beaucoup de marais également incultes, également insalubres, que l'ouverture du canal promet encore de rendre à l'agriculture, tout en améliorant l'état sanitaire de cette contrée.

Parentis, lui-même, est partout environné de terrains paludeux, surtout à l'ouest, au sud et à l'est, où l'on trouve encore des marais flottans qui occupent un trajet de plus de 3 lieues, dans la direction de Lypostey à l'étang de Parentis, et que le canal nous a également semblé devoir dessécher.

Gaste, Sainte-Eulalie, Saint-Paul, Pontens, présentent les mêmes circonstances de terrain, sont de même soumis à des influences marécageuses auxquelles il faut surtout attribuer les fièvres intermittentes qui s'y renouvellent régulièrement chaque année, à la fin de l'été et au commencement de l'automne. En visitant la forge de Pontens, nous n'avons pu voir sans étonnement ni sans peine que, sur 40 ouvriers employés dans cet établissement, 38 avaient été atteints de fièvres intermittentes dans le courant de l'année. Nulle part, d'ailleurs, la population ne nous a semblé plus chétive que dans cette contrée des Landes. Les enfans surtout y présentent une constitution des plus détériorées, une santé des plus languissantes; et ce qui doit être noté comme un fait presque exceptionnel, c'est qu'ils sont, ainsi que les femmes, bien plus souvent que les adultes, affectés de fièvres intermittentes.

Mimizan, qui est le terme du canal projeté, et qui devait être aussi celui de notre exploration, présente un sol moins marécageux que les précédentes localités, et jouit par cela même d'un état sanitaire beaucoup plus satisfaisant, depuis surtout que le gouvernement est intervenu pour ouvrir un libre courant de l'étang de Mimizan à l'Océan, et que des propriétaires ont, de leur côté, pratiqué des tranchées pour opérer sur plusieurs points des desséchemens. Les fièvres intermittentes, qui sont le tribut commun de tout le reste du littoral, ne s'y rencontrent que rarement et d'une manière sporadique.

En résumé, il n'est aucun point des régions paludeuses que nous venons de parcourir dans une étendue de plus de 20 lieues, et qui sont la cause la plus manifeste, la plus positive du fâcheux état sanitaire de ces contrées, qui ne soit susceptible à la fois de desséchement, de fertilisation et d'assainissement par l'ouverture du canal, si, comme il est permis de l'espérer, cette ouverture a pour résultat d'abaisser d'un mètre et demi à 2 mètres le niveau actuel des étangs. Autrement, il faut bien le dire, elle n'opérerait qu'incomplètement le bienfait du desséchement; elle laisserait subsister une grande partie des marais qui existent, et elle augmenterait même sur quelques points la masse des effluves, par le seul fait de demi-desséchemens, toujours plus nuisibles que les marais eux-mêmes. Par conséquent, cet abaissement n'est pas seulement un moyen nécessaire de fertilisation du sol, mais encore une condition indispensable d'assainissement du pays.

En évaluant à 2 mètres, au plus, l'abaissement du niveau de l'étang de Cazau et de Parentis, l'administration du canal n'a pu craindre d'en compromettre la navigabilité, encore moins d'en opérer le desséchement, puisque, d'après des calculs rigoureux, cet étang conservera encore une profondeur moyenne de plus de 80 pieds après l'ouverture du canal.

L'*air* des Landes ne tient pas seulement ses propriétés hygiéniques de l'altération qu'il doit à la présence des marais, mais encore des conditions physiques que lui impriment les *vents*, la *température*, les *pluies*, les *brouillards*, etc.

En hiver, les vents de l'ouest, du sud-ouest et du nord-ouest y sont les plus constans. Tout le long de la côte de Gascogne, règnent, pendant huit mois de l'année, des vents qui changent régulièrement de direction deux fois par jour. Ainsi, depuis le mois d'avril jusqu'à la fin d'octobre, les vents soufflent généralement de deux à onze heures du matin dans les parties du sud, du sud-ouest et de l'est. Vers le milieu du jour, la brise du large s'élève et règne presque invariablement du nord-ouest au sud-est. Cette circonstance n'était pas seulement à noter comme un fait des plus favorables à la navigation du canal, mais encore comme pouvant exercer la plus grande influence sur la santé des ouvriers pendant les travaux de canalisation, et comme devant être, sous ce rapport, un objet d'attention particulière du conseil.

Bien que les vents du littoral aient pour effet de tempérer la chaleur du climat des Landes, la température y est habituellement assez élevée en raison de sa position géographique (du 44ᵉ au 45ᵉ degré de latitude) et de la nature de son sol. Elle a pour terme moyen : R. 20 degrés + o, en été; et 2 degrés—o, en hiver. Plusieurs années d'observations ont donné à M. le docteur Lalesque 30 degrés + o pour maximum, et 6 degrés — o pour minimum. Cette année nous a donné 31 degrés 1/2 (14 septembre 1834), mais il est vrai de dire que le cas était exceptionnel. En général, on ne sent guère les rigueurs du froid que du 25 décembre au 15 janvier.

Du reste, la température varie d'une manière extraordinaire dans cette partie des Landes comme dans tous les lieux voisins de la mer, et l'on en conçoit facilement la raison. Les transitions y sont brusques et fréquentes, et souvent le même jour, la même heure, voit la température subir des changemens surprenans ; ce à quoi il faut surtout rapporter les affections catarrhales et rhumatismales que M. le docteur Lalesque nous a également signalées comme étant assez fréquentes dans le pays.

Le voisinage de l'Océan fait aussi que les pluies sont très-abondantes sur tout le littoral et principalement pendant la saison de l'automne. Il en est de même des brouillards qui, tous les soirs, règnent sur l'Océan, les étangs et les marais, pendant une grande partie de l'année, et surtout encore pendant la saison de l'automne; suspendus à quelques pieds seulement des étangs ou de la terre voisine, ils chargent l'atmosphère d'humidité et obscurcissent l'horizon, le soir et le matin, jusqu'à ce que les rayons du soleil les dissipent, ou que des causes météorologiques ou des accidens de température les résolvent en pluie.

Les orages sont très-fréquens dans cette contrée, mais rarement accompagnés de graves désastres.

Il résulte de ce concours de circonstances locales que l'air des Landes est presque constamment saturé d'eau, fait qu'attestent tous les corps hygrométriques, ainsi que la rapide oxidation des métaux que l'on expose au contact de ce fluide, et qui n'est pas l'une des moindres causes du retour annuel des épidémies de fièvres intermittentes et des affections catharrales qui se renouvellent si souvent dans cette contrée.

Mais d'autres causes d'insalubrité, moins puissantes il est vrai, viennent quelquefois se joindre à celles qui précèdent : telles sont surtout la manière dont les habitans sont nourris, logés et vêtus; la nature de leurs travaux, les conseils de l'ignorance, les inspirations des préjugés, etc., toutes causes que nous avions également à apprécier.

La *Nourriture* habituelle des Landais se compose de pain de seigle grossièrement manipulé, mal fermenté et mal cuit; de bouillie faite avec de la farine de maïs, de l'eau ou du lait et du sel, connue sous le nom de *cruchade* ; de soupe préparée avec de l'ognon, de la graisse et du vinaigre, qu'ils nomment *tourin*; de lard toujours rance et de jambon frit, qu'ils appellent *mousset*; de sardines salées, vulgairement dites de Galice, et de harengs saures. Leur boisson ordinaire est de l'eau, dont vous connaissez déjà la mauvaise qualité; il n'y a guère que les propriétaires qui mangent de la viande de boucherie et qui boivent du vin. Jamais l'on ne voit dans le pays ni beurre frais, ni fromage; non que les bestiaux et le pâturage y manquent, mais parce qu'il ne s'est trouvé personne qui ait su, jusqu'à ce jour, prendre l'initiative.

Les Landais sont, en général, mal vêtus, et leurs vêtemens, faits avec une étoffe de laine grossière, sont les mêmes pour toutes les saisons de l'année. Les hommes sont coiffés de l'antique béret de tricot de laine; ils marchent ordinairement les pieds nus, ou en très-lourds sabots, mais le plus souvent sans bas. Les pasteurs, toujours en échasses, portent, en outre, une sorte de cuculle à manches, faite avec une peau de brebis non mégie, dont la laine est tournée en dehors. La coiffure des femmes est ou un grand chapeau noir de feutre, à grandes ailes, garni d'un large ruban noir, ou un chapeau de paille de forme ovale, également garni d'un large ruban noir, qu'elles nomment *palliole*.

Les habitans des Landes sont aussi mal logés que mal vêtus; la plupart de leurs habitations sont obscures, humides, sans carrelage, ni plafond, ni croisées; de telle sorte que l'air et la lumière n'y pénètrent que par la toiture ou la porte d'entrée, qui, au lieu de vitrage, offre une simple toile de canevas. Le plus ordinairement, aussi, une seule pièce sert d'habitation à toute la famille, quelque nombreuse qu'elle soit. Très-fréquemment, d'ailleurs, les maisons sont enveloppées d'émanations putrides ou marécageuses provenant des dépôts de fumiers ou des mares dans lesquelles se vautrent les nombreux porcs qu'on y élève.

Le Landais est essentiellement pastoral et nullement agricole (11). Il s'occupe, par dessus tout, de son bétail, de ses bœufs, de ses troupeaux de chèvres ou de moutons, et néglige tous les moyens de culture et de richesse que lui offre le sol qu'il habite. Sur 900,534 hectares de terre qui composent le département des Landes, il n'y a que 170,230 hectares de terres cultivées; sur 1,082,552 hectares qui existent dans le département de la Gironde, il y en a plus de 433,000, ou près de moitié, restées incultes ou affectées à l'entretien du bétail; proportion qui s'accroît, d'ailleurs, à mesure que l'on se rapproche de la crête et du versant occidental du plateau, où l'on n'aperçoit plus que plaines incultes et désertes.

D'après un singulier calcul du pays, il ne faut pas moins de 4 hectares ou 12 arpens pour la nourriture d'un seul mouton; ce qui veut dire qu'il faut plus de parcours que de terres cultivées, et qu'un mouton doit coûter à nourrir plus que trois familles; on oublie que la centième partie de toutes ces terres incultes suffirait à l'entretien du bétail; mais la population est tellement disséminée, tellement rare, que l'on n'a jamais eu besoin de s'arrêter à une pareille réflexion (12). Le versant occidental, que nous avions surtout à explorer, et qui présente une surface d'environ 800,000 hectares, abstraction faite de la plaine fluviatile qui borde la Gironde, n'a pas au delà de 20,000 ames de population, c'est-à-dire un habitant par 40 hectares de terrain, circonstance presque inconcevable dans un pays où la population surabonde et se presse de toutes parts, où l'agriculture et l'industrie rivalisent partout d'activité, où l'état entretient 400 mille soldats dans une complète oisiveté ; dans un pays, enfin, qui fut toujours le refuge naturel des opprimés, où tant de bras étrangers sont perdus pour cette terre hospitalière comme pour la patrie qui les a repoussés.

Long-tems, aussi, cette Champagne, si aride, si discréditée, n'offrit que plaines désertes ou peuplées de troupeaux, et l'on sait qu'elle est aujourd'hui le pays où l'on trouve le moins de terres en jachères ; qu'elle peut être opposée aux plus belles provinces de la France pour ses richesses agricoles comme pour ses produits industriels (13). Les Landes, aussi, auront leur époque de fortune et de prospérité, qui ne peut être éloignée; car si, pour fertiliser la Champagne, il a fallu toute la persévérance, toute l'industrie de ses habitans ; s'il a fallu partout la couvrir d'engrais et l'arroser de sueurs, la plus simple culture suffira pour féconder le sol des Landes, pour en tirer d'abondans et précieux produits.

Outre que la population des Landes est rare, elle est peu active. La chaleur du climat, la mauvaise nourriture, la constitution grêle et maladive des habitans, tout concourt à la rendre lente et inerte. Le propriétaire, exempt d'ambition, vit dans l'apathie et meurt dans l'indolence. Le *paran*, ou bouvier, obligé de se conformer à la marche lente de ses bœufs, avec lesquels il passe une partie de son existence, n'est pas seulement lent par caractère et par habitude, mais encore par nécessité. Néanmoins, il vieillit vite, et si nos renseignemens sont exacts, la durée moyenne de sa vie n'est que de 19 à 20 ans; le moment de sa vieillesse arrive à 40 ans; le terme moyen de sa longévité à 60 ans.

Les femmes partagent en tout les travaux et les fatigues des hommes; le jour à la terre, à la récolte de la résine, à la pêche, aux constructions des maisons; la nuit à l'approvisionnement du bois. Elles supportent les fardeaux les plus lourds, voyagent à cheval ou en échasses, dans toutes les saisons et par tous les tems de l'année.

La population de cette partie des Landes ne paraît pas avoir beaucoup augmenté depuis plusieurs siècles, comme elle semble être restée stationnaire dans son industrie et ses mœurs. Isolé, pour ainsi dire, du reste de la France, le Landais y vit comme un insulaire, en ignore les ressources, les lois et la civilisation. Il n'obéit qu'à la routine, repousse toute idée d'amélioration ou de progrès pour s'abandonner aveuglément à tous les préjugés qu'il tient de ses ancêtres. Il attribue encore aux devins, aux sorciers, tous les maux qui affligent sa famille ou ses troupeaux; et dans ses maladies il compte davantage sur les secours des jongleurs et des charlatans, que sur ceux des hommes de l'art. Dans quelques endroits, il est d'usage, de tems immémorial, de se faire saigner plusieurs fois dans l'année, si ce n'est tous les mois; et nous aurions eu peine à le croire sans l'entendre d'eux-mêmes, que, sur le refus du médecin de se conformer à cet usage, les habitans de Pontens avaient pris l'habitude de se saigner eux-mêmes. Puisse le fâcheux événement qui, tout récemment, a coûté la vie à l'un d'eux, par suite de l'ouverture de l'artère brachiale, les rendre, à l'avenir, plus dociles aux conseils de la prudence !

La Teste est à peu près le seul endroit qu'il faille excepter du tableau physique et moral que je viens d'esquisser de cette partie des Landes; située à l'extrémité sud-ouest du bassin d'Arcachon, à une très-petite distance de la mer, et plus voisine de Bordeaux que le reste de la contrée, cette ville trouve dans sa position même des avantages de civilisation et des sources de bien-être qui lui sont propres. On y est mieux logé, mieux vêtu et mieux nourri que partout ailleurs. Indépendamment des deux principales classes d'habitans que nous avons signalées, le propriétaire et le manouvrier, il y a un grand nombre de marins qui se distinguent des autres habitans, surtout du *paran* et du résinier, par leur constitution forte, leur santé robuste, leur instruction, et l'aisance que leur procurent la pêche et la chasse, autant que le travail même de la navigation. Heureux quand ils n'achètent pas de tels avantages, par une fin prématurée à laquelle les expose trop souvent la nature de leur profession (14) !

Indépendamment des fièvres intermittentes, de tous les types, des affections catarrhales et rhumatismales qui sont pour ainsi dire endémiques dans toute cette contrée, on y observe très-souvent des maladies cutanées, des exanthêmes aigus et chroniques, très-souvent surtout des éruptions de furoncles; la vaccine y souffre peu d'opposition, et la variole s'y rencontre rarement. Les maladies mentales, ainsi que l'épilepsie, y sont assez fréquentes, circonstance à laquelle n'est peut-être pas étrangère l'habitude de coiffures trop chaudes, jointe à l'absence de chaussures, à la chaleur du climat et aux fréquentes variations de température du pays. Mais la phthisie pulmonaire ne s'y rencontre que très-peu; les affections calculeuses, rarement; la goutte, jamais.

Les convalescences des maladies sont généralement longues, d'autant plus longues qu'elles ne sont très-souvent que la transformation d'un état aigu à un état chronique.

Vous demandiez, Messieurs, quelles sont les plantes dont les arts et la médecine peuvent retirer le plus d'avantages dans cette contrée des Landes? Notre collègue, M. Lalesque, qui, depuis plusieurs années de pratique, a pu acquérir une parfaite connaissance des localités, vous a adressé sur cette question des documens précieux, et personne n'était plus compétent que lui pour le faire.

Parmi les productions végétales les plus propres aux Landes, il faut placer en première ligne le pin. Il semble, dit M. Lalesque, et nous avons pu le constater par nous-mêmes, que le pin et le terrain primitif de la contrée aient été créés l'un pour l'autre. Il y vient sans culture et n'en a pas besoin, et ce qu'il y a de plus digne de remarque, c'est qu'il vient d'autant plus vite et d'autant plus sûrement, donne des produits d'autant plus considérables et plus prompts, qu'il croît dans un sable plus pur ou plus siliceux. Tel est le pin des dunes, qui rapporte au propriétaire plus de 12/00 d'intérêt, tandis que celui de plaine ne donne qu'un revenu de 5 à 6/00.

Indépendamment de la faible différence de composition qui peut exister dans les deux espèces de sables, il faut surtout attribuer la force prodigieuse de végétation des pins de dunes au libre développement de leurs racines pivotantes, qui semblent pénétrer jusque dans la profondeur de ces monticules, à tel point qu'il n'a jamais été possible d'en atteindre les extrémités, tandis que les autres ont leurs racines dirigées horizontalement par l'effet des couches d'*alios* dont nous avons déjà parlé, et qui leur opposent le plus ordinairement une résistance invincible. De là, nul doute, la hauteur prodigieuse des pins de dunes, et la manière dont ils résistent à la tempête, lorsque les pins de plaine, moins forts, moins élevés, s'inclinent souvent vers l'Est, par l'effet du vent.

Soit que cette disposition tienne à la puissance d'absorption du pin, soit qu'elle résulte d'une force d'imbibition ou de capillarité du sol lui-même, il est vrai de dire que le sable dans lequel croissent les forêts de pins est constamment humide, même dans ses couches superficielles, même sur le sommet des dunes. On a fait aussi la remarque, qui ne doit pas être perdue pour l'objet de nos travaux, que les semis de pins concouraient d'une manière merveilleuse au desséchement des marais qui les avoisinent, et cela par suite d'une force d'absorption bien connue, dont sont doués pour l'eau la plupart des arbres résineux. Depuis vingt ans que les semis de pin se sont multipliés autour des étangs de Biscarosse et de Sainte-Eulalie, on a pu observer que le niveau des eaux avait baissé de plus de quatre pieds.

On sait que les constructions de tout genre, le commerce des matières résineuses, tous les travaux qui ont besoin de résister à l'action destructive de l'eau, doivent à la culture du pin des avantages immenses. Une huile fixe, qui vous a été soumise, extraite tout récemment de la graine de pin par MM. Lalesque fils, médecin, et Herbeau, pharmacien de la Compagnie, peut devenir un surcroît de valeur de ce précieux produit, si, surtout, elle reçoit les perfectionnemens dont les auteurs eux-mêmes l'ont jugée susceptible (15).

Il y a aussi sur quelques points, et principalement à l'extrémité sud-est du littoral, à Pontens, à St-Paul, à Castéja, etc., des forêts de chêne qui excitent l'admiration par la force prodigieuse, le volume énorme et quelquefois monstrueux des arbres que l'on y observe, et qui pourraient être d'une précieuse ressource pour les constructions nautiques et autres, mais qui sont encore vierges de toute exploitation. Un assez grand nombre d'arbres y périssent de vieillesse ou d'exubérance, et restent également abandonnés à la destruction du tems (16).

On y remarque, et avec la même puissance de végétation, les diverses espèces de peuplier, le saule, l'osier, le bouleau, le noyer, le noisetier, le tamarix, le châtaignier, le platane, l'aulne, l'ormeau, etc. Tous les arbres fruitiers aussi bien que tous les arbustes de nos jardins, notamment le grenadier, le figuier, l'arbouzier, l'althœa, la clématite, le roseau de Provence, le rosier, etc., y acquièrent un développement prodigieux, même sur le sommet des dunes.

Toutes les céréales, le blé, le seigle, le maïs, le millet, etc., y prospèrent d'une manière merveilleuse quand on veut prendre la peine de les cultiver. La pomme de terre y jouit de qualités bien supérieures à celles de nos contrées; le melon et la citrouille y viennent sans engrais, et presque sans culture; la vigne y croît avec une force presque inconcevable et y donne des produits qui pourraient rivaliser avec ceux des contrées voisines, s'ils étaient mieux soignés; on y trouve toutes les espèces de fruits dont la délicatesse égale ceux des meilleures contrées méridionales de la France.

Comme plantes que les arts peuvent y exploiter avec le plus d'avantage, on y trouve surtout la bourdaine, dont le charbon est indispensable aux poudreries; le lin, le chanvre, qui y sont d'une beauté remarquable, et dont on pourrait étendre avec fruit la culture; le pavot, le navet, le chou colza, dont les produits oléagineux peuvent offrir au pays une principale branche de commerce; le mûrier qui lui promet un nouveau genre d'industrie, en y naturalisant le ver à soie, que des essais ont déjà prouvé devoir s'y élever facilement; l'armoise, le maïs, la fumeterre, et surtout la fougère, que l'on rencontre partout en surabondance comme indice de minerai sous-jacent, et avec un développement extraordinaire; sa cendre fournit jusqu'à 45 p. o/o de salin, et pourrait être utilisée à la fabrication du verre, sinon à l'exploitation des huiles grasses que la contrée est susceptible de produire.

Les plantes dont la médecine peut retirer quelques

avantages y sont également nombreuses, et pour ne rappeler ici que les principales et les plus importantes, on y trouve en quantité prodigieuse, sur la plage du bassin d'Arcachon, des algues, des fucus ou vareck qui pourraient être d'une immense ressource pour la fabrication de la soude et du sel de soude de wareck, ainsi que pour la préparation de l'iode et de ses composés; pour la confection de couchers hygiéniques utiles aux sujets scrophuleux, ou au moins pour l'usage des engrais, mais qui sont entièrement abandonnés (17).

On y cultive avec succès le ricin, le nerprun, la guimauve, le piment, l'asperge, etc., et l'on y voit croître partout et spontanément, la ciguë, la douce amère, la jusquiame, la laitue vireuse, le datura stramonium, le garou, etc. Toutes ces plantes, comme les ajoncs, comme toutes les éricacées, y sont, pour ainsi dire, aborigènes; toutes y acquièrent, sans culture, un développement extraordinaire, quelquefois même sous la dent meurtrière des troupeaux. Et je n'ajoute pas que c'est toujours le sable qui est la terre végétale de ces nombreux produits; car, ainsi que je l'ai dit, il n'y a presque pas de différence, sous ce rapport, entre les diverses contrées de la Lande.

Et voilà ce qui étonne le plus les personnes étrangères au pays ou à la phytogénie. Vous vous en étonnez moins, Messieurs, vous qui savez que la terre n'est qu'un moyen de support des plantes et un instrument de conservation de leurs principes nutritifs; vous qui savez qu'elles tiennent surtout leur puissance de végétation de l'influence combinée de la chaleur et de l'humidité. Or, nulle part, cette double influence ne se rencontre plus constamment que dans le sol des Landes; nulle part, elle ne concourt plus efficacement à l'exubérance de sa végétation. Et si vous y joignez celle des principes salins combinés aux élémens constitutifs de l'air qui saturent et pénètrent le sable sur tous les points, vous aurez l'explication du mystère qu'il offre dans ses produits.

Une autre question avait pour objet de savoir s'il est permis de fonder des espérances de succès sur des bains d'eaux minérales ou sur d'autres établissemens de santé. La question n'est plus douteuse pour quiconque a visité la belle plage du bassin d'Arcachon. Il n'existe certainement, sur aucun point du littoral, un concours de circonstances plus favorables à un établissement de bains de mer, que celles que l'on rencontre sur cette partie de l'Océan. Situé à quelques pas de la Teste, dans une position des plus pittoresques, au bord de la forêt d'Arcachon, dont la verdure, les fruits et les fleurs répandent, une grande partie de l'année, la fraîcheur de leur ombre et l'odeur de leurs parfums, ce bassin, ou plutôt cette mer, présente une circonférence de plus de 15 lieues, et offre un aspect magnifique. Ses eaux joignent, à une température des plus douces, toute la limpidité du cristal. On y trouve une plage qui permet également, par sa solidité, la chaleur et la pureté de ses sables, d'y établir des bains aréneux; en un mot, tout concourrait à faire sur ce point l'un des plus beaux établissemens de bains de l'Europe. Et ce qui ne laissera, d'ailleurs, aucun doute sur le succès d'un pareil établissement, c'est celui qu'on y a élevé en petit depuis deux ans et auquel affluent déjà une quantité de baigneurs que l'espace ne permet plus de recevoir (18).

A en juger d'après les couches abondantes de minerai qui règnent dans une grande partie du pays, il était permis aussi d'y fonder des espérances de sources d'eaux minérales ferrugineuses. Mais, jusqu'à présent, l'expérience n'a pu prononcer à cet égard, et nous sommes forcés d'abandonner au tems et aux savans qui seront appelés à poursuivre nos investigations dans le sol intérieur des Landes, la solution d'une pareille question (19).

Mais, s'il nous est permis de conclure du témoignage de nos propres sens sur tout ce qui précède, nous dirons, avec une profonde conviction :

1° Qu'il n'est aucune des causes d'insalubrité que nous avons signalées dans les lieux ou les individus, qui ne puisse disparaître, soit par les travaux de canalisation, soit par l'action d'une saine politique, soit par la seule volonté des habitans ;

2° Que le sol extérieur des Landes offre partout des terres vagues et incultes, mais nulle part des terres stériles ;

3° Que le sol intérieur renferme partout des élémens de fabrication et d'exploitation qui n'attendent que les efforts de l'industrie pour être mis en œuvre ;

4° En un mot, que la nature a tout fait pour la fortune du pays, mais que l'industrie n'a répondu à ses dons que par une froide insouciance ou par une coupable ingratitude.

Enfin, Messieurs, votre programme comprenait une dernière série de questions applicables aux mesures hygiéniques que pourront nécessiter les travaux de canalisation. Toutes, comme vous l'avez déjà pressenti, sont nécessairement subordonnées à l'appréciation des faits qui précèdent, c'est-à-dire à la nature le plus souvent paludeuse du sol, aux effluves marécageuses qui en sont la conséquence la plus ordinaire, aux qualités barométriques et hygrométriques de l'atmosphère, qui favorisent leur développement, à la direction des vents, qui peuvent leur servir de véhicule, à la température à la fois élevée et extrêmement variable du climat, aux qualités des eaux, des alimens dont on y fait usage, etc.

Telles sont, en effet, les influences principales auxquelles il faut surtout rapporter l'état sanitaire du pays, et auxquelles nous devions opposer les moyens les plus convenables, dans l'intérêt de la population comme dans celui des ouvriers.

Vous jugerez, à cet égard, de l'opportunité et de l'efficacité des dispositions que j'ai cru devoir soumettre à votre examen dans le projet de règlement sanitaire qui suit, et pour lequel l'administration a pensé que vous voudriez bien encore lui prêter l'appui de vos lumières.

PROJET

DE RÈGLEMENT SANITAIRE

POUR LES TRAVAUX DE LA CANALISATION

DES LANDES DE BORDEAUX.

ARTICLE PREMIER.

Le local destiné à l'habitation temporaire des ouvriers sur les divers points où s'exécuteront les travaux, sera, autant que possible, établi sur un sol cultivé, ouvert contre la direction habituelle des vents, et placé au dessus de la ligne d'élévation ordinaire des brouillards. *Logement.*

ART. 2.

Ce local devra être assez vaste et il y sera pratiqué assez d'ouvertures pour que l'air y circule et s'y renouvelle facilement.

Il sera construit de manière à ce que les salles destinées au coucher soient élevées d'un étage, ou au moins que le plancher soit détaché du sol.

Il y sera pratiqué des cheminées, ou des étuves, pour donner les moyens de purifier l'air et d'absorber l'humidité. On y fera, en cas de besoin, et à des époques déterminées, des fumigations de chlore ou des arrosemens avec des dissolutions de chlorure de soude ou de chaux.

Les lits-hamacs seront adoptés de préférence pour le coucher des ouvriers.

ART. 3.

Habillement. Les ouvriers employés aux travaux de canalisation, seront vêtus de laine.

Ils porteront des bottes d'égoutiers, toutes les fois que la saison et la nature des travaux en rendront l'usage nécessaire.

ART. 4.

Nourriture. Il y aura trois repas chaque jour. L'un à huit heures du matin; le second à une heure après midi; le troisième au retour des travaux.

Tous les matins, avant le départ pour les travaux, il sera distribué aux ouvriers une petite portion d'eau-de-vie ou de vin, et de pain.

En été, ils seront munis d'une gourde contenant de l'eau alcoolisée avec quantité suffisante d'eau-de-vie pour étancher leur soif.

ART. 5.

Une instruction sera dressée pour régler les détails du régime alimentaire.

ART. 6.

Dispositions générales. La journée de travail commencera en été (c'est-à-dire du 1er mai au 1er septembre), à quatre heures du matin, et finira à sept heures du soir, avec un repos de trois heures dans le milieu du jour (de midi à trois heures), du 15 juin au 15 août.

En hiver, c'est-à-dire pendant le reste de l'année, la journée commencera avec le jour, et finira avant la nuit, sans autre repos qu'une heure à chaque repas.

ART. 7.

Quel que soit le mode d'exécution des travaux, l'administration devra conserver un droit de contrôle et de surveillance sur tout ce qui concerne le logement, la nourriture et le vêtement des ouvriers.

ART. 8.

Il devra être sévèrement interdit aux ouvriers de se baigner dans les étangs du littoral, excepté dans la baie d'Arcachon, et sur le conseil du médecin sédentaire de ladministration.

ART. 9.

Il sera dressé, sur la ligne des travaux, des tentes destinées à servir d'abri contre la chaleur et la pluie, pendant les heures de repos.

ART. 10.

Des feux flamboyans seront allumés de distance en distance sur la ligne de canalisation, toutes les fois qu'on le jugera convenable comme mesure de salubrité.

ART. 11.

L'administration ne permettra l'introduction de l'eau dans le lit du canal, qu'après avoir pris conseil du médecin sédentaire sur les conditions atmosphériques les plus favorables à cette opération.

ART. 12.

En cas de maladie, les ouvriers seront soignés et traités aux frais de l'administration. Ils seront admis dans un local convenablement disposé à cet effet, soit au chef-lieu de l'administration, soit sur la ligne des travaux.

Il sera attaché aux succursales de santé, un personnel et des approvisionnemens nécessaires au service.

Les médicamens seront fournis conformément à l'article 78 du *Règlement général d'administration*.

Service de santé.

Des boîtes de secours, contenant les appareils et les médicamens nécessaires pour tous les cas d'urgence, seront tenues à la disposition permanente des agens de surveillance sur toute la ligne des travaux.

Des moyens de transport, tels que brancards, civières, etc., seront mis à la disposition des chefs d'ateliers ou autres agens de l'administration, pour tous les cas qui les rendraient nécessaires.

ART. 13.

Le médecin sédentaire de la Compagnie, et les médecins qui pourraient lui être adjoints, seront tenus de faire de fréquentes tournées sur toute la ligne des travaux, afin d'être constamment au courant de l'état sanitaire du pays, et de pouvoir donner à tems les conseils et prescriptions qui deviendraient nécessaires, soit en cas de maladie ou d'accident individuel, soit en cas d'invasion épidémique.

ART. 14.

Le médecin sédentaire devra adresser tous les mois, à la direction générale, pour être transmis au Conseil de Salubrité, un résumé circonstancié de la santé des ouvriers. Ce résumé devra contenir également toutes les observations que pourrait lui fournir l'état général du pays sous le rapport sanitaire.

ART. 15.

En cas d'épidémie, l'administration prendra sans retard, à l'égard des ouvriers, toutes les mesures préservatives que le médecin de la localité jugerait convenables, pour éviter la propagation de la maladie, et le conseil de salubrité sera convoqué immédiatement pour émettre son avis sur l'opportunité des moyens hygiéniques et thérapeutiques à adopter contre l'épidémie régnante.

ART. 16.

Le service de santé tant médico-chirurgical que pharmaceutique est placé sous la surveillance immédiate du médecin titulaire et dans les attributions du Conseil de Salubrité.

ART. 17.

Le Médecin-Inspecteur se transporte sur les lieux, lorsqu'il en est requis par l'administration, et fait rapport au Conseil de Salubrité des résultats de sa mission, conformément aux art. 75 et 76 du *Règlement général*.

Du procès-verbal de la séance du Conseil de Salubrité, tenue le 29 octobre 1834, sous la présidence de M. Orfila,

Séance à laquelle ont assisté MM.

Cruveilhier, Darcet, Delens, Deslandes, Jolly, Melier, Orfila, Parent-Duchatelet, Pelletier, Roche.

Il appert que, par suite de la discussion ouverte sur le rapport qui précède, et sur le projet de règlement y annexé,

Le tout, en conséquence de cette discussion, a été définitivement approuvé, arrêté et voté par le Conseil.

Pour extrait :

Le Secrétaire,   Le Président,

Jolly.   Orfila.

NOTES.

(1) M. le Dr Lalesque fils, médecin sédentaire de la Compagnie, à la Teste, a bien voulu m'accompagner dans le voyage que j'ai fait de la Teste à Mimizan, pour explorer l'état sanitaire des Landes, et je ne puis assez exprimer ici le sentiment de reconnaissance que je dois à l'obligeance avec laquelle il m'a éclairé dans mes recherches.

Je dois également à M. Lalesque père, médecin distingué à la Teste, et à M. Bestaven, propriétaire, un grand nombre de renseignemens utiles, tant sur l'état sanitaire que sur les ressources agricoles et industrielles du pays.

(2) M. Bremontier, le premier ingénieur qui a ensemencé les dunes, et dont le pays a consacré les bienfaits et le zèle philantropique par un monument élevé à sa mémoire au milieu de la forêt d'Arcachon, ayant soumis à ses calculs l'accroissement annuel de ces collines, le cube de leur masse, et celui des sables enlevés de la plage dans un tems donné, en concluait, par induction, que leur origine remontait à quatre mille ans. (*Act. de la Soc. Linnéenne*, tom. IV.)

Le sable des dunes, soumis à un examen comparatif par M. Gilet-Laumont, a présenté à peu près les mêmes élémens dans les diverses localités du littoral. (*Id.*)

(3) Sous le rapport des nuances de composition et des différences de configuration du sol, dont l'agriculture doit tenir compte, il conviendrait d'affecter les dunes et les lieux les plus élevés du plateau à des semis de pins, les terrains voisins des étangs, et ceux qui résulteront de leur desséchement, aux arbres *blancs* (osier, peuplier, saule, aulne, etc.), et les parties intermédiaires à la culture des céréales et des foins artificiels.

Excepté la Teste, qui doit en partie son aisance aux prairies artificielles qu'un particulier y a introduites il y a environ trente ans, aucun pays de la contrée n'a encore adopté ce genre de culture.

Quelque surprenant que puisse paraître le fait, il est très-vrai que les parties cultivées ne se reposent jamais et rendent trois récoltes par an, savoir : 1° en froment ou seigle ; 2° en maïs ou millet ; 3° en pommes de terre, haricots, trèfle, etc.

(4) Les semis réussissent généralement mieux que les plantations de pins. Mais quand on veut assurer le succès d'une plantation quelconque, dans les endroits où règne l'*alios*, il est convenable d'enlever, ou au moins de perforer cette roche ; l'expérience a prouvé qu'elle ne se reforme pas.

(5) Quelques essais de fabrication de tuiles et de briques ont eu lieu dans plusieurs endroits du littoral, notamment à la Teste et à Saint-Paul. La pâte prend au feu un très-beau rouge et une solidité remarquable, qualités dont nous avons pu nous assurer par nous-mêmes.

(6) On trouve du minerai de fer dans la plus grande partie des Landes que nous avons parcourue, mais les endroits où il paraît plus pur et plus abondant, sont les environs de Sanguinet, de Biscarosse, sous l'étang de Cazau, vers le *cap Peublanc*.

Il est probable que la pierre *sanguine*, sorte d'argile ferrugineuse ou ocreuse que l'on trouve aux environs de Sanguinet, doit son nom à celui de cette commune.

(7) On pourrait établir à peu de frais, sur les lieux, une fabrique de vases destinés à rafraîchir l'eau. On en fait à Vichy qui ne coûtent que quelques centimes, qui contiennent six à huit litres, et qui rafraîchissent l'eau de quatre degrés.

(8) MM. Lalesque et Herbeau avaient cru y trouver du fer, mais il est probable que la coloration qu'ils ont observée, après quarante-huit heures de réaction, est le résultat de l'altération qu'éprouve à la longue le prussiate lui-même.

Il est probable aussi que l'eau du puits du cap Féret est dans le même cas.

(9) On pourrait désinfecter et clarifier l'eau, en y délayant d'abord uantité suffisante de charbon, et en la clarifiant ensuite par le moyen de l'alun, comme l'a fait M. Darcet père, pour l'eau de la Seine, et comme l'a répété avec le même succès M. Darcet fils,

pour l'eau du Nil. Il suffit, pour clarifier un litre d'eau, d'un quart de gramme de ce sel réduit en poudre et répandu sur la surface du liquide. (*Extr. des Ann. d'hygiène publ.*, etc.)

(10) MM. Héricart de Thury et Parent-Duchâtelet ont mis hors de doute la possibilité de ce fait, en opérant, par la voie de courans souterrains, la perte de plus de quatre-vingt mille litres d'eau stagnantes en vingt-quatre heures. (*Du Desséchement des terrains inondés*, par M. Héricart de Thury. *Des Eaux sales*, etc., par M. Parent-Duchâtelet.)

(11) On sait que saint Michel est le patron des pasteurs : la Saint-Michel est la fête la plus généralement consacrée dans le pays ; c'est le moment des renouvellemens de baux, des locations, des affermages, des engagemens de domestiques, etc.

La journée du manouvrier se paie ordinairement douze sous avec la nourriture, et seize sous sans nourriture.

Le gage des pasteurs et des domestiques, en général, se paie de 50 à 60 francs par an, sans comprendre les redevances en nature de grain, de toile, de vêtement, qu'on y ajoute ordinairement.

(12) Comparée à celle des départemens limitrophes, la population relative est, dans la Gironde, un habitant pour deux hectares ; dans le Lot-et-Garonne, le Gers et les Basses-Pyrénées, un habitant pour un hectare.

Sur les six communes qui doivent profiter des avantages du canal, la population n'est pas dans la proportion de trois personnes par lieue carrée.

On s'étonne surtout du chiffre de la population des Landes et de l'énorme proportion de terres qui y sont incultes, quand on les rapproche de la Flandre-Orientale, pays jadis inculte et désert, qui offre près de trois habitans pour un seul hectare, et qui jouit au plus haut degré d'un bien-être agricole qu'il ne doit qu'à des défrichemens. (*Des Colonies agricoles*, etc., par M. L. F. Huerne de Pommeuse.)

(13) A l'époque du recensement cadastral, le département de la Marne, qui présente 820,273 hectares de superficie, n'offrait déjà plus que 16,405 hectares de terres incultes. Nous ne doutons pas que, depuis cette époque, la quantité de terres en jachères ne se soit considérablement réduite.

(14) Le bassin d'Arcachon fournit à peu près tout le poisson néces-

saire à la consommation de Bordeaux. Pendant plus de huit mois, il en sort chaque jour pour cette destination plus de vingt-cinq charretées d'huîtres, et peut-être autant des diverses sortes de poissons.

Les étangs de Cazau et Parentis contiennent aussi une assez grande quantité de poisson d'eau douce, notamment du brochet, qui est d'une excellente qualité, et que l'on vend à très-bas prix (quatre à cinq sous la livre).

Pendant une grande partie de l'hiver, les étangs du littoral, et surtout le bassin d'Arcachon, sont tout couverts de canards sauvages, et l'on estime à plus de cent mille douzaines le nombre qu'on en détruit chaque hiver. Une personne nous a affirmé en avoir tué quatre-vingts douzaines dans une soirée, et sur un seul point du bassin d'Arcachon.

(15) L'huile de graine de pin peut offrir d'immenses ressources sinon comme aliment, du moins pour l'éclairage et pour la fabrication des savons; et si MM. Lalesque et Herbeau n'ont pas précisément le mérite de la découverte, ils ont celui de l'initiative dans une contrée qui, plus qu'aucune autre, doit fournir en quantité des matières à son exploitation.

Le résidu de cette huile pourrait encore servir à la nourriture des gallinacées de nos basses-cours, l'écorce de l'arbre au tannage des cuirs, le bois même à la fabrication d'un charbon propre aux mines, du noir de fumée, etc.

(16) On concevra facilement, d'après l'abandon dans lequel se trouvent les plus belles forêts du pays, que le chauffage y soit à très-bas prix. C'est à tel point, que l'on peut y avoir une charge de bois pour cinquante centimes : les ouvriers même ne l'achètent jamais; ils peuvent librement prendre dans les forêts la quantité nécessaire à leur usage. Et ce qui rendra le fait assez étonnant, c'est que le bois soit beaucoup plus cher à Bordeaux qu'à Paris.

(17) M. Darcet a fait fabriquer avec une plante marine (le *Zostera marina*), recueillie sur la côte du bassin d'Arcachon, un papier très-tenace, pouvant remplacer, dans beaucoup de cas, le papier de pâte de chiffon, et dont la Compagnie conserve des échantillons dans ses collections.

(18) Près de là, dans un lieu retiré de la forêt, au milieu de la plus imposante solitude, et sur un préau détaché, s'élève la belle chapelle d'Arcachon, dont l'origine semble remonter aux premiers siècles de

l'église, et où, de tems immémorial, les marins viennent déposer leurs *ex-voto* et leurs pieux hommages.

(19) Indépendamment de l'intérêt qu'il peut offrir sous le rapport purement géologique, le sol intérieur des Landes contient beaucoup de fossiles déposés souvent par famille, et dont l'étude ne peut manquer d'exciter la vive curiosité des conchiologistes.

Il en sera de même sous le rapport historique et archéologique. Nous y avons vu des traces de voies romaines assez bien conservées, des silex convertis par les premiers Gaulois en haches ou en pointes de flèches, des ruines d'antiques manoirs, des restes d'anciens tombeaux romains, des médailles d'or et de bronze, etc., qui attestent assez les révolutions géologiques et politiques que cette contrée a subies en traversant les siècles.

N. B. Mon intention était de justifier, par des chiffres ou des tableaux stastitiques, les principaux faits contenus dans ce qui précède; mais je n'ai pu encore réunir les documens nécessaires à cet effet.

Je me propose de remplir ultérieurement cette lacune, et de compléter en même tems d'autres recherches que je poursuis sur le même sujet.

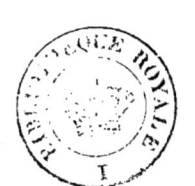

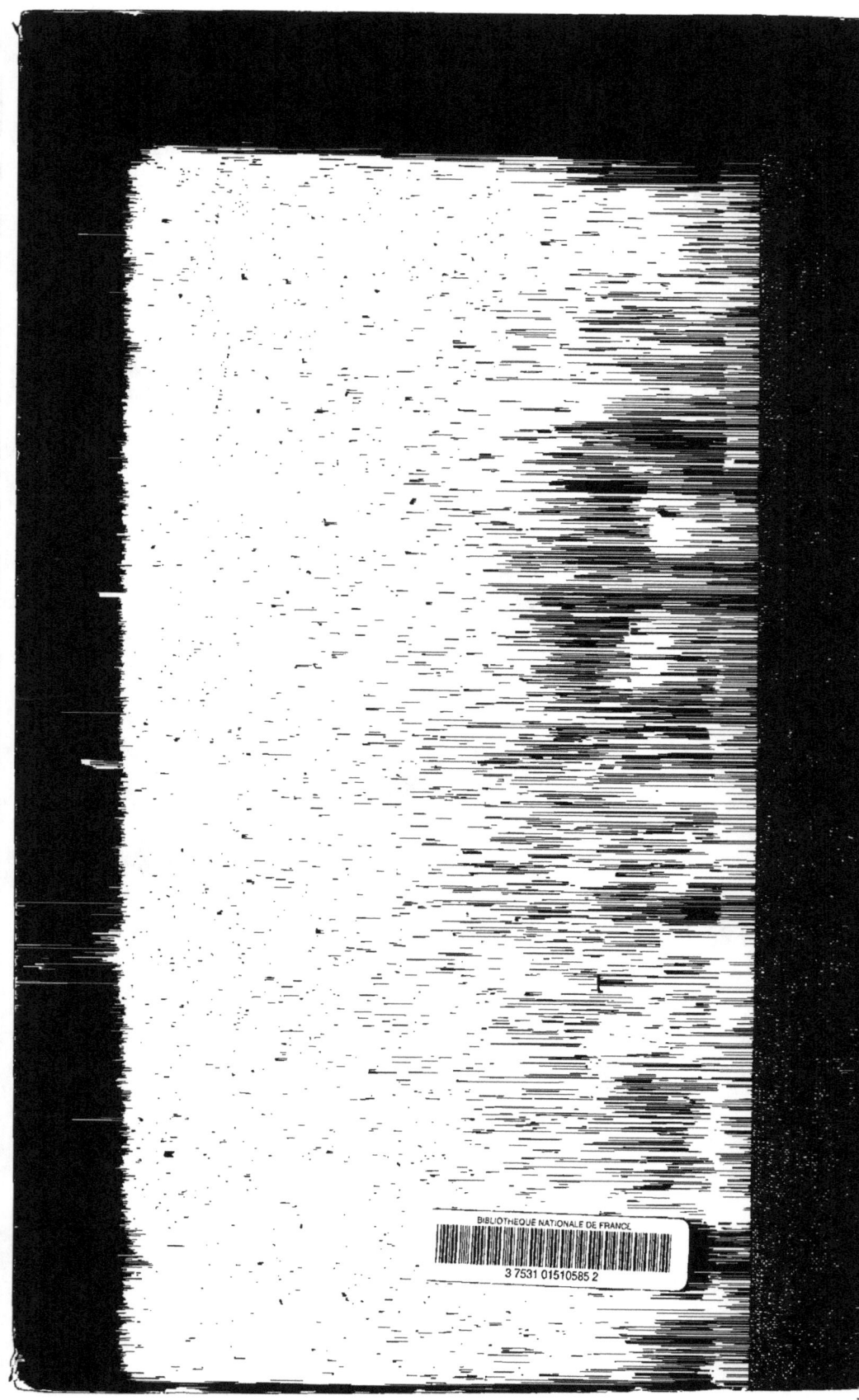

www.ingramcontent.com/pod-product-compliance
Lightning Source LLC
Chambersburg PA
CBHW071346200326
41520CB00013B/3121